AF398997

MICRO CIRCULAÇÃO DO SANGUE 101

Peter Carl Simons

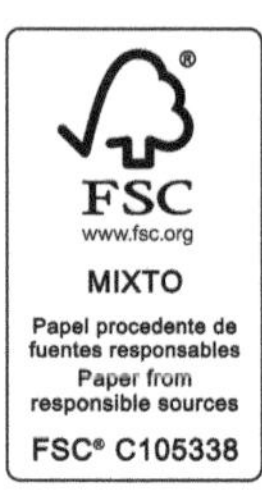

Impreso y editado por Books on Demand GmbH
info@bod.com.es - www.bod.com.es
Impreso en Alemania – Printed in Germany

ISBN: 978-8-4137-3207-7

Introdução

Ao utilizar este livro, você aceita este aviso legal na íntegra.

Nenhum conselho

O livro contém informações. As informações não são conselhos e não devem ser tratadas como tal.

Se julga estar a sofrer de alguma condição médica, você deve procurar assistência médica imediata. Você nunca deve adiar a procura de aconselhamento médico, desconsiderar o aconselhamento médico ou descontinuar tratamentos médicos baseado na informação do livro.

Sem representações ou garantias

Na extensão máxima permitida pela lei aplicável e sujeita à secção abaixo, nós excluímos todas as representações, garantias e compromissos relacionados com o livro.

Sem prejuízo da generalidade do parágrafo anterior, nós não representamos, realizamos ou garantimos:

- que a informação no livro é correta, precisa, completa e não enganosa;

- que o uso da orientação no livro irá levar a qualquer determinado desfecho ou resultado.

Limitações e exclusões de responsabilidade

As limitações e exclusões de responsabilidade estabelecidas nessa secção e noutras partes deste aviso: estão sujeitas à secção 6 abaixo; e governam todas as responsabilidades decorrentes do aviso ou em relação ao livro, incluindo responsabilidades decorrentes de contrato, por ato ilícito (incluindo negligência) e por violação do dever estatutário.

Nós não seremos responsáveis perante você em relação a quaisquer perdas decorrentes de qualquer evento ou eventos além do nosso controle razoável.

Nós não seremos responsáveis perante você em relação a quaisquer perdas comerciais, incluindo, sem limitação, perda de ou danos nos lucros, rendimentos, receitas, uso, produção, poupanças antecipadas, negócios, contratos, oportunidades comerciais e património de marca.

Nós não seremos responsáveis perante você em relação a qualquer perda ou corrupção de quaisquer dados, bases de dados ou software.

Nós não seremos responsáveis perante você em relação a quaisquer danos ou perdas consequentes, indiretas ou especiais.

Exceções

Nada neste aviso deve: limitar ou excluir a nossa responsabilidade pela morte ou danos pessoais resultantes de negligência; limitar ou excluir a nossa responsabilidade por fraude ou representação fraudulenta; limitar qualquer uma das nossas responsabilidades de uma forma que não é permitida ao abrigo da lei aplicável; ou excluir qualquer uma

6

das nossas responsabilidades que não podem ser excluídas ao abrigo da lei aplicável.

Divisibilidade

Se uma secção deste aviso for determinada por qualquer tribunal ou outra autoridade competente como sendo ilegal e/ou inaplicável, as outras secções deste aviso continuam em vigor.

Se qualquer secção ilegal e/ou inaplicável for legal ou aplicável se uma parte for eliminada, essa parte será considerada para eliminação e a restante secção irá continuar em vigor.

Lei e jurisdição

Este aviso será regido e interpretado em concordância com as leis suíças e quaisquer disputas relacionadas com este aviso estarão sujeitas à jurisdição exclusiva dos tribunais da Suíça.

O que é Micro circulação?

Por definição, a micro circulação do sangue é a circulação do sangue nos menores vasos sanguíneos que estão presentes na vasculatura incorporada nos tecidos dos órgãos. A diferença entre a micro circulação e a macro circulação é que esta última refere-se à circulação de sangue de e para os órgãos do corpo. Por outro lado, a micro circulação do sangue é constituída por vénulas terminais, arteríolas e capilares que funcionam por drenagem de sangue capilar. O fluxo de sangue no nível de micro circulação flui das artérias para as arteríolas através dos capilares, e para fora através das vénulas e nas veias. As arteríolas são inervadas e cercadas por células musculares lisas. As arteríolas medem qualquer coisa entre 10-100 μm, e levam sangue aos capilares.

No entanto, os capilares não estão rodeados por células de músculo liso, não são inervados e têm um diâmetro menor, entre 5-8 µm. O sangue flui então dos capilares às vénulas. As vénulas têm o limite de diâmetro maior e medem entre 10 a 200 µm. Elas têm algumas células musculares lisas ao seu redor, mas não tanto quanto aquelas encontradas nas arteríolas. Das vênulas, o sangue flui para as veias. Os três tipos de canais de sangue mencionados acima não são os únicos envolvidos na micro circulação do sangue. Outros canais sanguíneos incluem os dutos coletores e capilares linfáticos. As finalidades da micro circulação incluem o fornecimento de nutrientes e oxigênio para os tecidos sanguíneos, assim como a remoção de dióxido de carbono e outros resíduos dos tecidos. Este sistema também regula a perfusão tecidual e o fluxo sanguíneo e, como efeito, tem uma influência direta na pressão sanguínea, através das células pericíticas, que têm a capacidade de contrair e expandir para variar o tamanho das arteríolas e assim, o nível de pressão para o sangue que flui através dos tecidos. Este mesmo sistema também determina as respostas à inflamação, que podem incluir inchaço ou edema.

A estrutura dos vasos envolvidos na micro circulação tem as células de assinatura do endotélio achatadas, com muitas delas rodeadas por pericitos, que são células contráteis. A natureza do endotélio permite que ele atue como uma superfície adequada para o bom fluxo do sangue. Sua estrutura também é adequada para a regulação do movimento de minerais dissolvidos e água entre os tecidos e o sangue no plasma intersticial. A outra finalidade do endotélio é a produção de moléculas que servem para prevenir a coagulação do sangue. As moléculas só deixam de funcionar se há um vazamento, e coagulação é considerada necessária para preservar a vida do indivíduo.

Os Setores Principais da Micro circulação

A micro circulação do sangue tem três setores principais, nomeadamente o setor resistivo (pré-capilar), o setor de troca (capilar) e o setor capacitivo (pós-capilar).

i. **Setor pré-capilar;** neste setor, há participação dos esfíncteres pré-capilares e arteríolas para regular o fluxo de sangue antes de entrar nos capilares e nas vênulas. Eles trabalham através de mecanismos de relaxamento e contração dos músculos lisos embutidos em suas paredes.

ii. **Setor capilar;** provavelmente o setor mais importante dos três mencionados acima, o setor capilar envolve o fluxo de sangue através dos capilares. À medida que o sangue flui através dos capilares, os gases e substâncias são trocados entre o sangue e os fluidos intersticiais nos tecidos. Mais importante ainda, o oxigênio e os nutrientes do sangue são absorvidos pelos fluidos intersticiais, enquanto o dióxido de carbono e os resíduos são transferidos para o sangue. Estas trocas ocorrem através das paredes dos capilares.

iii. **Setor pós-capilar;** o setor pós-capilar é constituído pelas vênulas pós-capilares que são formadas a partir de uma camada de células endoteliais que também permitem o movimento de substâncias através delas. A partir daí o sangue flui para as veias e para longe do órgão em questão.

Como a Micro circulação é Regulada

No nível mais baixo de circulação sanguínea, há muito que passa a regular este processo. A regulação do fluxo sanguíneo a este nível também determina o fluxo de sangue em todo o corpo. O processo de perfusão tecidual é realizado ao nível da micro circulação. Neste nível, a contração e o relaxamento das arteríolas servem para controlar o fluxo sanguíneo através dos capilares. A contração e o relaxamento das arteríolas variam o tônus vascular e o diâmetro destes vasos sanguíneos que se traduzem nas várias respostas do músculo liso vascular aos vários tipos de estímulos. Se, por exemplo, os vasos sanguíneos se distendem, haverá um aumento no nível de pressão do sangue que flui para os tecidos. Este aspecto serve como um estímulo para os músculos da parede arterial para contrair e regular a pressão. Se, por outro lado, os vasos sanguíneos reduzirem em tamanho e reduzirem a quantidade de pressão arterial no corpo, os músculos da parede arteriolar vão relaxar para permitir mais sangue nos tecidos para uma determinada constante. Não importa o que acontece com a pressão arterial do corpo, a pressão arterial nos tecidos será mantida em uma constante através deste processo. Todos os tecidos do corpo têm este mecanismo de regulação da pressão sanguínea para a uniformidade da função, dado que o nível de pressão no corpo é o correto para a troca de substâncias através das paredes capilares com os tecidos. Uma temperatura mais alta ou mais baixa do sangue prejudicará a eficácia deste processo.

O sistema nervoso também regula o processo de micro circulação. O sistema nervoso simpático é vital na ativação das arteríolas e terminais menores. O sistema nervoso também desempenha o papel de liberação de neurotransmissores, neuropeptídeos e hormônios como adrenalina, noradrenalina, peptídeo natriurético atrial, vasopressina, renina-angiotensina e catecolamina, que desempenham papéis vitais na regulação do processo de micro circulação. Todos estes hormônios têm efeitos variados sobre o sistema de micro circulação, pois causam vasoconstrição e vasodilatação, além de afetar os receptores alfa e beta adrenérgicos.

O funcionamento das arteríolas é realmente simples, mas fascinante, pois ocorre em níveis muito microscópicos. Estas arteríolas funcionam respondendo aos estímulos metabólicos secretados e gerados nos tecidos específicos do corpo. A vasodilatação das arteríolas é desencadeada pela acumulação de produtos catabólicos nos tecidos. Os produtos catabólicos ocorrem como resultado de um aumento no nível de metabolismo nos tecidos. A vasodilatação permite que o endotélio controle o tom das células musculares dentro dele e do tecido arteriolar do fluxo sanguíneo. O endotélio também tem a tarefa de circular, ativar e inativar o conteúdo de plasma, como os hormônios. Para variar o diâmetro dos vasos dentro dos tecidos até certos níveis de diâmetro, o endotélio segrega substâncias que atuam como vasodilatadores e vasoconstritores. Basicamente, as atividades nos vasos sanguíneos nos tecidos são o resultado de células do endotélio e suas atividades em resposta às condições existentes no corpo.

Troca Micro circulatória

Também chamada de troca capilar, a troca micro circulatória é a troca de substâncias nos capilares do corpo. Os capilares são os menores tipos de vasos sanguíneos, além de serem os que ocorrem em maior número, também. Seu número elevado serve para ramificar tanto quanto possível os tecidos de sangue. Também pretende reduzir a distância necessária para a difusão de substâncias para dentro e para fora dos tecidos do corpo. Suas paredes finas os tornam os melhores neste processo, pois aumentam a área de superfície para que haja uma melhor troca, reduzindo o tempo percorrido pelas substâncias que estão sendo trocadas. A troca entre o sangue e o líquido intersticial ocorre em 7% do sangue que está sempre nos capilares, a qualquer momento, no corpo. É essa troca entre o fluido intersticial e o sangue que é chamada de troca capilar. Os principais processos pelos quais a troca ocorre são o transporte vesicular (transcitose), fluxo em massa e difusão. Todos os tipos de tecidos, incluindo as vênulas pós-capilares, as vênulas de recolha e os capilares, têm lugar no processo de troca dos líquidos e sólidos através das paredes capilares. Com exceção das proteínas plasmáticas, que são muito grandes para passar pelas paredes capilares, todo o resto é trocado através dessas paredes. O movimento cinético das moléculas é empregado na absorção destas proteínas não absorvidas durante a segunda passagem através dos capilares (depois que a primeira passagem não os absorveu).

Como a Troca Capilar é Regulada

Há uma série de mecanismos que entrarão na regulação dos mecanismos micro circulatórios. Juntos, esses mecanismos garantem que a troca capilar ocorra de maneira tão rápida e segura quanto possível.

i. **Difusão;** A taxa de taxa de difusão, sendo inversamente proporcional à distância entre os capilares e as células, é reduzida tanto quanto possível. Para conseguir isto, os capilares estão presentes em grande número, de modo que cada célula individual está próxima de um vaso capilar. Para reduzir ainda mais a distância de difusão, os capilares têm um diâmetro pequeno, de tal modo que as substâncias no sangue e no líquido intersticial têm a rota mais curta possível.

ii. **Área de superfície;** A área de superfície para a difusão é também imensamente aumentada, devido ao grande número de capilares no corpo. O número estimado de capilares é de pelo menos 10 a 14 milhões. Mesmo assim, em cada momento, apenas entre 5 a 7% da quantidade total de sangue no corpo está contida nos capilares.

iii. **Pressão sanguínea;** comparado com outras partes do corpo, o sangue nos capilares está no seu ritmo mais lento. O ritmo lento é ocasionado pela alta quantidade de ramificação dos capilares. A vantagem com a pressão sanguínea relativamente baixa é que ela permite que a troca de substâncias ocorra de forma eficaz, e a uma taxa mais rápida do que se o sangue estivesse fluindo mais rapidamente.

O Processo de Difusão na Micro Circulação do Sangue

Dos três processos que permitem a troca de materiais entre o sangue e o fluido intersticial, a difusão é responsável pela maior parte do processo de troca. A difusão é um processo pelo qual as moléculas se deslocam para regiões onde são menos concentradas a partir das regiões onde têm um nível de concentração mais elevado. Para que a difusão funcione, portanto, deve haver diferenças entre a concentração das substâncias no sangue e no fluido intersticial. Quando comparado com os fluidos intersticiais, o sangue tem uma maior concentração das substâncias necessárias pelas células, como oxigênio, aminoácidos, glicose e outros. Estas substâncias vão, portanto, se deslocar do sangue para o fluido intersticial. Por outro lado, o fluido intersticial é mais rico em resíduos como o dióxido de carbono em comparação com o sangue. Os resíduos, assim, difundem a partir do fluido intersticial para a corrente sanguínea dentro dos capilares. A formação do endotélio determinará a extensão à qual as paredes capilares são permeáveis. A disposição das células endoteliais pode ser fenestrada, contínua ou descontínua com o seu nível de permeabilidade. Este nível de permeabilidade é o que determina as substâncias que passarão através das células endoteliais e quais não. Outras forças que desempenham um papel no processo de troca e estão relacionadas com a difusão são a osmose e a força hidrostática. Juntas, essas forças são chamadas de forças de Starling, e seu papel é bem documentado usando a equação de Starling.

Fluxo em massa

O fluxo em massa é o movimento de substâncias através das paredes capilares em massa, em vez de em pequenas quantidades dissolvidas. Para as substâncias que não são solúveis nos lipídios, o fluxo em massa é a única maneira através da qual eles podem se mover através das paredes capilares. Novamente, a permeabilidade das paredes capilares determina o nível de fluxo em massa. A permeabilidade também depende da estrutura das células nas paredes capilares. Por exemplo, quando os capilares têm uma estrutura apertada para formar uma parede capilar contínua, o nível de fluxo em massa será significativamente reduzido. No entanto, quando as paredes capilares são perfuradas devido a ter uma estrutura de células fenestrada, o nível de fluxo em massa será significativamente aumentado. A melhor estrutura de células capilares são os capilares descontínuos, que têm grandes intervalos intercelulares para facilitar a passagem das substâncias que não se dissolvem nos lipídios. As diferenças de pressão entre a corrente sanguínea e o espaço intersticial (interstício) desempenham um papel importante no processo de fluxo em massa. Por exemplo, quando as substâncias se deslocam do sangue para o espaço intersticial, será devido à pressão hidrostática do sangue (BHP) e à pressão osmótica do fluido intersticial (IFOP). Este processo é referido como filtração. O inverso da filtração é referido como reabsorção, e envolve o movimento de substâncias por fluxo de massa, do espaço intersticial para a corrente sanguínea. A reabsorção é resultado das diferenças na pressão causadas pela pressão coloidal do sangue (BCOP) e pela pressão hidrostática do fluido intersticial (IFHP). O determinante se uma substância será reabsorvida ou filtrada é a diferença entre os quatro tipos de pressões. Esta diferença é conhecida como a pressão de filtração líquida (NFP). Para obter a pressão de filtração líquida, é necessário equilibrar as pressões hidrostáticas (BHP e IFHP) e as pressões osmóticas (IFOP e BCOP). Os quatro tipos de pressões fazem o que se chama as forças Starling. Se o valor da pressão de filtração líquida for positivo, o processo que ocorrerá será filtração. Por outro lado, se o resultado da pressão líquida de filtração é negativo, o processo a esperar é a reabsorção.

Transcitose

O terceiro e último mecanismo da troca capilar é a transcitose. Também chamada de transporte vesicular, a transcitose envolve o movimento de grandes substâncias através das células endoteliais das paredes capilares. Antes de tudo, as substâncias são movidas para o espaço intersticial a partir do fluxo sanguíneo. Quando as substâncias saem do espaço intersticial, ela o fazem através do processo de exocitose. O processo é bastante adequado às substâncias que não são solúveis em lipídios, entre elas os hormônios como a insulina. O movimento de substâncias da célula para o espaço intersticial usando o processo de transcitose requer vesículas de e para os capilares. Uma vez que as vesículas deixam as células, podem misturar-se para juntar seus conteúdos ou ir para tecidos específicos diretamente. Materiais misturados aumentam a capacidade funcional das vesículas.

A PRÓXIMA GERAÇÃO DO CUIDADO DE SAÚDE

Hoje em dia, há muita coisa acontecendo no campo da medicina. Um dos problemas mais comuns percebidos é o da hipertensão. Mais e mais pessoas estão relatando o fracasso de seus corpos no controle da pressão do sangue em seus corpos. Quando o corpo tem muita pressão em seus vasos, haverá um problema no controle da maioria dos processos corporais. Embora os métodos anteriores no controle da pressão do corpo tenham focado no controle da atividade do coração e outros órgãos internos, a próxima geração de cuidados de saúde incidirá sobre o processo de micro circulação para controlar a pressão do corpo. O papel do processo de micro circulação no controle da hipertensão é o novo foco para a maioria dos cientistas que perceberam que este processo em pequena escala determina a pressão geral do corpo em grande medida.

A Hipertensão e Sua Ligação com a Micro circulação

A hipertensão afeta de maneira negativa o processo da micro circulação. Há três principais maneiras através das quais esta condição de saúde pode tornar o processo de micro circulação ineficaz.

i. A hipertensão pode tornar anormais os processos que controlam o tônus vasomotor, de tal modo que os seus níveis de respostas são dificultados. Desta forma, eles podem ter demasiada vasoconstricção, ou vasodilatação muito baixa. A pressão sanguínea dentro deles será, portanto, principalmente anormal em resposta à pressão arterial do resto do corpo.

ii. A hipertensão também pode afetar a estrutura dos vasos micro circulatórios, por exemplo, através do aumento da relação entre a parede e o lúmen destes vasos. A mudança na estrutura será acompanhada por mudanças na pressão do sangue que flui dentro deles.

iii. A hipertensão também pode causar alterações nas redes microvasculares, tais como o aumento ou redução (rarefação) na densidade dos capilares e arteríolas. Esta mudança trará uma alteração significativa no nível de pressão sanguínea nos vasos micro circulatórios.

As três formas em que a hipertensão afeta o sistema de micro circulação podem estar diretamente relacionadas ao caminho seguido pelos terapeutas anti-hipertensivos e suas metodologias no alívio dessas condições. Em primeiro lugar, a terapia anti-hipertensiva focou-se na alteração do tônus vasomotor e na promoção da vasodilatação. À medida que os tempos passaram, o foco mudou mais para a redução da resistência criada pelas estruturas dos vasos. Por último, mais recentemente, o foco tem sido na correção das mudanças provocadas pelas mudanças na densidade da rede microvascular. O problema tem sido que alguns agentes anti-hipertensivos que trabalham para reduzir o tom vasomotor têm ações crônicas sobre os vasos no corpo e, portanto, podem dificultar sua eficiência em ajudar a cuidar da hipertensão.

Pressão Hidrostática Normal na Corrente Sanguínea

Há limites mais baixos e mais elevados da pressão sanguínea nos vários vasos do corpo. Esse limite cai quando entra no sistema de micro circulação e sobe novamente ao deixá-lo. Os valores de pressão de entrada e saída do sangue para dentro e para fora dos vasos são aproximadamente os mesmos.

Pressão Hidrostática Durante a Hipertensão

Durante a hipertensão, há várias mudanças que ocorrem no corpo. Em primeiro lugar, quando o sangue está saindo do coração, a pressão permanece a mesma que durante as condições normais de pressão arterial. No entanto, há um distinto aumento na resistência vascular periférica ao fluxo de sangue, levando ao aumento do nível de pressão do corpo. Na vasculatura pré-capilar, a pressão do sangue é proporcionalmente aumentada. Além disso, há uma notável queda na pressão arterial nas arteríolas e as artérias, com estes vasos também experimentando um aumento da resistência durante a hipertensão.

A Hipertensão e as Anormalidades no Sistema Microcirculatório

As artérias pequenas no corpo variam seu diâmetro de acordo com a pressão sanguínea externa, a fim manter a pressão de sangue nos tecidos em um nível constante. No entanto, durante a hipertensão, observa-se que os diâmetros destas artérias diminuem significativamente. Também se observa, isoladamente, o aumento da razão média/lúmen para as artérias pequenas. Ambos os casos não são seguros para o corpo humano, pois afetam a pressão do sangue que flui nos tecidos. Os casos mais perigosos observados focaram-se na descoberta de que, durante a hipertensão, há uma redução significativa na densidade ou no número de microvasos. A redução da densidade e do número de microvasos assume várias etapas, sendo que a primeira envolve a sua constrição devido à sua sensibilidade aos estímulos de vasoconstrição que foram aumentados. Esta constrição é tão extrema que os microvasos se tornam incapazes de permitir a não-perfusão. A segunda etapa envolve uma maior constrição, à medida em que eles eventualmente desaparecem. Este caso pode ser visto em pacientes com hipertensão primária, que experimentam uma redução nos capilares em seus dedos. É preciso estar atento ao fazer um diagnóstico de hipertensão, uma vez que o mesmo processo pode ser experimentado quando o indivíduo tem cardiomiopatia hipertrófica, síndrome X ou esclerodermia. Somente quando forem confirmados outros sintomas de hipertensão, o indivíduo será denominado hipertenso. O problema causado pela redução no número e densidade dos vasos sanguíneos é que há uma notável redução na área superficial para a troca de substâncias entre o sangue e o fluido intersticial. Além disso, a rarefação microvascular aumenta a distância entre as células e os vasos, tornando assim, os processos de troca das substâncias difíceis e significativamente lentos.

Como o Sistema de Micro Circulação Pode Aumentar a Hipertensão

O sistema microvascular tem várias contribuições para a existência e prevalência da hipertensão. De fato, a hipertensão e o sistema micro vascular podem trabalhar lado a lado no aumento da pressão arterial no corpo. O sistema de micro circulação responde a aumentos na pressão sanguínea através da constrição, a fim de manter a pressão sanguínea nos tecidos a um nível constante. O problema é que este mesmo mecanismo de constrição serve para aumentar a pressão sanguínea no corpo. Um ciclo vicioso, portanto, resulta em um aumento a longo prazo da pressão arterial de todo o corpo a partir de um pequeno aumento. Um estudo sobre esta questão levou os cientistas a concluir que existem relações concretas entre o peso ao nascer e o peso placentário das pessoas no grupo de estudo. Aqueles nascidos como bebês pequenos, mas com grandes placentas, registraram o maior nível de pressão arterial. As explicações dadas foram que o fluxo reduzido de sangue no tronco de um feto, que é pequeno em tamanho em relação à placenta, pode levar à redução do crescimento do sistema microcirculatório. Esses bebês têm maior probabilidade de apresentar hipertensão quando adultos. A segunda explicação para as mesmas descobertas foi que, quando o desenvolvimento do sistema microcirculatório é prejudicado, as chances de o bebê desenvolver anomalias são significativamente aumentadas. As anomalias podem, mais tarde, manifestar-se como aumento da pressão arterial.

Usando o Conhecimento da Micro circulação para Prevenir Lesão de Órgão Alvo

Quando bem administradas, a maioria das formas de terapia anti-hipertensiva se provaram eficazes na redução e prevenção de certos problemas circulatórios, tais como doença coronária e o acidente vascular cerebral. O problema é que a maioria das condições que causam lesão ao órgão alvo, como angina microvascular, infarto lacunar, retinopatia e nefropatia, envolvem a hipertensão e o sistema de micro circulação. Portanto, em esforços voltados para a prevenção da hipertensão e outras questões, o indivíduo pode se beneficiar da prevenção de lesão a órgãos alvo.

1. **Microalbuminúria;** a microalbuminúria, também conhecida como aumento da excreção de albumina, é um dos principais fatores de risco para doenças cardiovasculares e morte, tanto em indivíduos com diabetes como sem diabetes. Um estudo

estabeleceu o fato de que havia uma maior chance de ter proteinúria em pacientes com hipertensão do que aqueles sem. Os resultados apontaram 3 vezes mais chance de pacientes hipertensos terem proteinúria em comparação com os normotensos. Os mesmos resultados traduzem-se em hipertensos sendo três vezes mais propensos à proteinúria do que os normais. A boa notícia é que a microalbuminúria é uma condição reversível.

2. **Micro circulação no Miocárdio;** Embora a estrutura do coração esteja entre as mais confiáveis em termos de prevenção de lesão a órgãos alvo, o coração ainda pode sofrer de lesão a órgão alvo, especialmente quando há mudanças na estrutura microvasos no coração. Quando a estrutura miocárdica microvascular não se desenvolve bem no feto, e à medida

que cresce, há o risco aumentado de lesão aos órgãos alvo no coração.

3. **Micro circulação Cerebral;** quando um paciente tem hipertensão, ele está predisposto a uma chance muito alta de acidente vascular cerebral. A ocorrência de infartos profundos, mas minúsculos, da ruptura de veias pequenas ou oclusão no que é chamado de infarto lacunar, é a causa de acidente vascular cerebral na maioria dos pacientes com hipertensão. A hipertensão provoca várias alterações na estrutura arteriolar cerebral, como evidenciado pelo aumento da relação média/lúmen e a redução no diâmetro dos vasos. A boa notícia é que os estudos provaram o fato de que a hipertensão não causa a rarefação de capilares ou arteríolas cerebrais. A melhor notícia é que alguns tipos de terapia anti-hipertensiva têm sido

provados capazes de reverter as mudanças negativas na estrutura dos microvasos cerebrais, reduzindo assim as chances de acidente vascular cerebral.

Estratégias Disponíveis no Tratamento da Hipertensão a Nível Micro circulatório

Ao direcionar a estrutura da micro circulação no tratamento da hipertensão e prevenir a lesão de órgãos alvo, o foco está na redução da razão parede/lúmen, e na reversão da rarefação microvascular. Entre os agentes anti-hipertensivos mais comuns, estão descritos aqui;

1. **Diuréticos;** a utilização da terapia de hidroclorotiazida tem se provado muito ineficaz na restauração da estrutura dos microvasos.

2. **Betabloqueadores (β-Bloqueadores);** os betabloqueadores têm demonstrado ter pouca eficácia em

restaurar as mudanças estruturais nos microvasos do corpo. Entre os betabloqueadores mais comuns estão o atenolol e o propranolol, que têm mostrado pouco sucesso no tratamento dos efeitos da hipertensão sobre o sistema microcirculatório.

3. **Alfabloqueadores (α-Bloqueadores);** os alfabloqueadores têm mostrado resultados promissores em configurações experimentais, agentes de bloqueio adrenoreceptor como o prazosin provaram-se capazes de levar ao aumento da densidade I a densidade dos capilares no corpo.

4. **Antagonistas de Cálcio;** os antagonistas do cálcio se provaram muito eficazes na restauração da estrutura dos microvasos, com variantes como o verapamil,

nifedipina e nimodipina, mostrando excelentes resultados nesse teste.

5. **Inibidores ACE;** embora diversos, os resultados no uso de inibidores de ECA têm sido geralmente positivos na inibição da atividade de ECA. Deste modo, os inibidores da ECA podem desempenhar um papel vital na redução da razão média/lúmen nos microvasos. Contudo, verificou-se que os mesmos inibidores da ECA reduzem a densidade das vénulas e arteríolas nos tecidos do corpo, o que não é um sinal positivo da sua eficácia. Os resultados para os usos dos inibidores da ECA, portanto, são misturados de muitas maneiras e precisam de mais pesquisas antes que possam ser colocados em bom uso.

6. **Terapia de Combinação;** O uso de vários métodos para neutralizar os efeitos da hipertensão e os danos no órgão final têm sido imensamente

eficazes. Por exemplo, a combinação de betabloqueadores e inibidores da ECA é mais eficaz do que quando qualquer uma das duas terapias foi utilizada por si própria. Além disso, a combinação de um inibidor da ECA chamado perindopril com indapamida diurética provou-se capaz de aumentar o diâmetro e a densidade capilar dos microvasos.

Pensamentos Finais

O sistema de micro circulação desempenha um papel muito importante no corpo. Através deste processo, os tecidos do corpo recebem nutrientes e oxigênio para seu bom funcionamento. Além disso, o mesmo sistema garante que os resíduos criados pelo funcionamento das células sejam retirados, para reduzir as chances de morte das células a partir da acumulação de resíduos. O sistema de micro circulação mantém a pressão do sangue nos tecidos e órgãos em um nível consistente através dos processos de vasodilatação e vasoconstrição. No entanto, durante anomalias corporais tais como a hipertensão, a função deste sistema é grandemente impedida com a solução para restaurar o funcionamento normal sendo possível apenas através do uso de agentes anti-hipertensivos.

Teoria Vascular Física Bemer

O Grupo Bemer oferece alguns entre os melhores equipamentos para aliviar problemas de micro circulação. A empresa está em operação há um bom tempo, como evidenciado por suas várias documentações, entre elas uma certificação ISO 13485 e um prêmio reddot design (2013). A empresa fez um nome para si como a principal fornecedora de terapia vascular física, que se orientou para ajudar o corpo a se curar em termos de restauração da estrutura natural dos vasos envolvidos no sistema de micro circulação.

Com o Grupo Bemer, estaremos nas mãos de uma equipe médica altamente qualificada para lidar com os problemas de saúde que tivermos. Em sua maior parte, os métodos empregados por este grupo foram protegidos por patentes devido à quantidade de pesquisa que têm realizado. Com o passar do tempo, os pesquisadores da empresa também incorporam as últimas descobertas no campo da micro circulação aos equipamentos e métodos utilizados. Este aspecto garante que os pacientes obtenham os melhores cuidados de saúde do Grupo Bemer.

Produtos do Grupo Bemer

O Grupo Bemer oferece dois tipos principais de produtos, nomeadamente o BEMER Pro Set e o Classic Set. Além disso, há uma variedade de módulos de aplicação, tais como a cadeira de conforto (B.COMFORT), Tratamento de Luz (B.LIGHT), Tratamento de Pequena Escala (B.PAD), Tratamento Seletivo (B.SPOT), Almofada de assento B.SIT), tratamento de corpo inteiro (B.BODY Pro) e tratamento de corpo inteiro (B.BODY Classic). Todos estes módulos de aplicação vêm junto com vários acessórios, para assegurar-se de que as máquinas mencionadas acima trabalhem a fim de obter os melhores resultados. Os acessórios incluem alça (B.GRIP), correia de fixação, montagem na parede, proteção de pé, óculos de proteção, fonte de alimentação, cabo de alimentação de carro, testador de sinal (B.SCAN) e a bateria recarregável que alimenta as máquinas no caso de a rede elétrica não estar se comportando de acordo.

O BEMER Pro Set

Esta é a solução final tudo-em-um para a Terapia Vascular Física. Ela tem todas as ferramentas e capacidades que são necessárias quando se lida com a terapia vascular física. O prêmio de design reddot do Grupo Bemer é claramente notável nesta máquina, por sua grande ergonomia e design elegante. A tela de toque tem itens fáceis de usar, que são claramente dispostos para que se possa ver facilmente as opções que é necessário selecionar para efetuar o tratamento. Com o toque de um dedo, é possível começar seu tratamento com os melhores resultados ao usar esta máquina. Não há comandos ou sinais complexos na tela do touchscreen. Os comandos no visor guiarão o indivíduo através das etapas de tratamento, que podem ser realizadas com muita facilidade. A boa notícia é que a tela grande pode ser usada para controlar duas máquinas ao mesmo tempo, quando se usa a função 2-em-1 que vem com ela. Não há necessidade de se obter dois painéis de controle quando o controle está incluído. Ele também possui uma ampla gama de acessórios e módulos de aplicação para melhorar a sua utilização na prestação de terapia vascular física. O BEMER Pro Set trabalha aproveitando os módulos de aplicação na condução do sinal BEMER, que é gerado na unidade de controle. A unidade de controle permite o tratamento das áreas exatas do corpo que necessitam do tratamento.

Além dos programas normais de tratamento padronizados que podem ser aplicados conforme necessário, o BEMER Pro Set também vem com 3 programas pré-definidos que trabalham facilitando o tratamento intensivo de áreas específicas. As áreas a serem tratadas podem ser selecionadas a partir da unidade de controle B.BOX, com 10 níveis de intensidade para escolher. O BEMER Pro Set tem muitas outras funções e capacidades.

O Classic Set

 O Conjunto Clássico do Grupo Bemer é voltado para aqueles que estão começando no programa de tratamento vascular físico. Ele tem muitos benefícios, incluindo uma interface fácil de usar na tela gráfica, um programa de três etapas para a versatilidade de uso, dez níveis diferentes de intensidade de tratamento e um programa de sono e regeneração, destinado a permitir que o corpo se recupere do tratamento. O conjunto pode ser obtido a partir da plataforma online da empresa.